Il n'est jamais trop tard pour changer de corps

« La meilleure décision de ma vie »

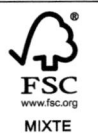

NASS JULIE

Il n'est jamais trop tard pour changer de vie

« La meilleur décision de ma vie »

Tous mes secrets pour avoir le corps de ses rêves

© 2018, Julie Nass.

Édition : BoD – Books on Demand
12/14 rond-point des Champs-Élysées,
75008 Paris
Impression : BoD - Books on Demand, Norderstedt, Allemagne

ISBN:

Dépôt légal : Novembre 2018.

Merci à tous ceux que j'ai croisés sur mon chemin. Ceux qui ont su être positifs,
pleins d'amour, et qui ont déposé sur ma route beaucoup de joie.
Merci à tous les autres : négatifs, aux paroles ou actes blessants, car c'est grâce à eux que j'ai trouvé le courage de ne
jamais abandonner !

8

SOMMAIRE

INTRODUCTION

PARTIE 1

COMPRENDRE POURQUOI TU EN ES ARRIVÉE LÀ AUJOURD'HUI ET COMMENT CHANGER DÉFINITIVEMENT DE CORPS

PARTIE 2

PASSE À L'ACTION

10

INTRODUCTION

Bonjour, toi, femme courageuse et ambitieuse qui rêve de prendre le contrôle de ton poids et perdre tes kilos en trop, qui te gâchent la vie !
Tu ne le sais peut-être pas encore, mais tu es capable d'avoir le corps de tes rêves et ce peu importe pourquoi tu en es arrivée là où tu en es aujourd'hui.
Nous allons voir ensemble comment devenir la meilleure version de toi et je dirais même comment devenir véritablement toi ! Réveillons cette femme sexy et sûre d'elle qui se cache au fond de chacune d'entre nous !

Mais avant cela, laisse-moi un peu te parler de moi. Je m'appelle Julie, je suis grande, j'adore la nature, les animaux, la cuisine et maintenant, le sport. Je suis une passionnée dans la vie ; quand je fais quelque chose, je le fais à fond les gamelles ! Et là, tu es certainement en train de te dire : « C'est bien, elle est gentille, Juju, mais ça ne change pas ma vie de savoir tout ça ! »
Il faut bien que tu apprennes un peu à me connaître pour me faire confiance ; après, ce sera à ton tour !

Donc, parlons peu mais parlons bien. Voici l'histoire tant attendue de mon gras et moi ! J'ai eu, comme la plupart des nanas, des difficultés dans la vie, qui ont eu un impact direct sur mon poids. Je suis une ancienne nénette abonnée aux régimes en tout genre et, bien évidemment, j'ai beaucoup joué au yoyo avec mon poids.
Commençons par le commencement (elle est bonne celle-là ! Évidemment…).
L'enfance : petite, j'avais toujours un joli petit bidon bien rond. Vive les gâteaux de maman, sa cuisine tellement bonne et les boissons sucrées. Et puis, bien sûr, n'oublions pas grand-mère, alias mémé pour les intimes, avec qui je préparais des petits biscuits de-la-folie-de-la-mort-qui-tue ! J'avais toujours le droit de lécher les plats après la préparation ! J'allais oublier : mémé avait aussi toujours des bonbons récompenses dans la poche, ce qui ajoutait encore de belles calories dans la journée (mamamia, que de souvenirs qui font saliver). Je suis sûre que là tout de suite tu salives comme moi à repenser à tes petits plaisirs gourmands d'enfance, pas vrai ?

Le temps passe, vient l'adolescence, le stress des cours, les achats entre copines, la cantine avec ses petits plats tellement

équilibrés que tu ne manges que du pain et le dessert ; tu connais, je parie, non ? Bref, rien de mieux pour mon corps…
Rajoutons les histoires de garçon et, paf ! le premier régime arrive et, là, c'est le début des problèmes ! Tu comprends tout à fait de quoi je parle : j'essaie tous les régimes à la mode, parfois des complètement fous, je perds du poids, c'était bien sympa, mais la misère, qui voici qui voilà ? Le fameux et tant redouté effet yoyo ! Tu ne comprends pas ce qu'il t'arrive ; malgré tes efforts, tu reprends même plus de poids qu'avant, alors que tu y as mis toute ta bonne volonté…
Jusqu'au jour où, à force de recherches, depuis tant d'années, de tests, d'erreurs, d'ajustements, de pleurs, de joies, je trouve ENFIN (alléluia, ma sœur !) la « potion magique » pour manger à ma faim, garder la ligne ET me faire plaisir ! Oui, car je suis une GRANDE gourmande et, moi, manger trois feuilles de salade, très peu pour moi !

J'ai donc décidé de partager tout cela en premier lieu avec mes proches, car je n'étais pas la seule à essayer différents régimes. Ma maman m'a vue changer au fil du temps et, très motivée, elle a voulu devenir mon premier cobaye ! Je vous promets, elle n'a pas souffert ; enfin si, un petit peu pendant les séances de sport, au début… Je t'imagine déjà sourire ! Attends que ce soit ton tour… Ne t'inquiète pas, tu en redemanderas ! Résultat : une maman au top de sa forme, qui pète le feu et qui fête chaque kilo perdu ! Vraiment, quel plaisir de la voir aussi heureuse et me montrer ses nouveaux vêtements !

Pour moi, ce fut un réel déclic : il fallait que je partage cela avec plus de monde ! Et te voilà, toi, miss Courageuse, en train de lire ses lignes, prête à te lancer dans l'aventure magique de la meilleure version de toi-même !

Il est temps de te poser LA question : « Es-tu prête à changer de corps, tel un serpent qui laisse son ancienne peau ? »

Si oui, je te souhaite la bienvenue dans ce monde magique où ton corps n'est plus un fardeau mais un temple merveilleux à qui tu pourras offrir tout ce dont il a besoin, et tu vas enfin apprendre à lui donner l'amour qu'il mérite !

Je ne dis pas que ce sera facile, mais si j'ai pu le faire, toi aussi, tu en es capable !

Comme tout changement, cela va te demander des efforts. Le cerveau humain a horreur des changements, mais je te promets que, au bout du tunnel, la vie devient magnifique !

Si tu décides de continuer à lire ces lignes, je ne te demande qu'une seule chose : promets-moi et promets-toi de ne JAMAIS abandonner ! Promis ?

Alors, c'est parti. Que l'aventure commence !

Recopie cette phrase en y mettant toute ton énergie de victoire. Cela prépare ton inconscient à la victoire, ce n'est pas juste pour faire joli !

« Aujourd'hui, le (date), moi (nom, prénom), je m'engage à enfin perdre du poids et ne plus le reprendre !
Pour cela, je lis attentivement ce livre et réalise tous les exercices qui y sont mentionnés ! Je suis enfin prête à changer ma vie et devenir la meilleure version de moi-même ! Je ne suis plus seule dans ce combat, mais accompagnée chaque instant au travers de ce livre !
Il est possible que, à un certain moment, je chute mais je me relèverai toujours !
Je m'engage à aller au bout et ne jamais abandonner car, si je n'abandonne pas, il m'est impossible d'échouer !
Je vais enfin obtenir le corps de mes rêves ! » Dater et signer !

PARTIE 1

COMPRENDRE POURQUOI TU EN ES ARRIVÉE LÀ AUJOURD'HUI ET COMMENT CHANGER DÉFINITIVEMENT DE CORPS

« Le destin n'est pas une question de chance. C'est une question de choix. »

William Jennings BRYAN

Nous allons voir ensemble, page après page, pourquoi tu as ce corps qui te déplaît tant aujourd'hui. Ce n'est pas qu'une question d'alimentation, mais c'est bien plus que cela ! La nourriture n'est qu'une toute petite cause qui a engendré ce résultat ! Tu vas adorer comprendre et, à la fin de ce livre, tu ne seras déjà plus la même personne !

- Les croyances

Tu te demandes certainement pourquoi tu n'as jamais réussi à perdre du poids ou encore à rester fine... Eh bien, c'est tout simplement car tu as des croyances que l'on appelle « croyances limitantes ». Quoi ? C'est quoi, ce truc ? Je vais t'expliquer : depuis notre plus tendre enfance, nous grandissons avec des croyances. Certaines qui sont bonnes pour nous et d'autres qui travaillent dans l'ombre contre nous. Prenons l'exemple d'un individu qui vit dans une famille de personnes rondes qui ne font pas attention à leur alimentation, et qui entend depuis toujours des phrases comme « dans la famille, nous sommes depuis toujours gros, c'est notre

génétique », ou encore « c'est comme ça, nous, ici, on a les os lourds »…
Alors, que crois-tu que son inconscient va penser ? Eh bien, la même chose, malheureusement. A contrario, une personne qui grandit dans une famille qui mange sainement et fait attention à sa santé et sa ligne aura tendance à avoir des croyances positives sur son poids. Alors non, tu ne dois pas en vouloir à papa et maman. Tu dois juste te dire que ce n'est pas vrai, que toi aussi tu peux être fine, heureuse et bien dans ta peau.

Exercice : note maintenant trois croyances qui ont limité ta perte de poids ou même fait prendre du poids dans le passé.

1-………………………………………………

2-………………………………………………

3-………………………………………………

Puis note trois croyances qui te permettent d'atteindre ton objectif de perte de poids.

1-..

2-..

3-..

Ce sont ces croyances qui vont déterminer qui tu es, ce qui va t'amener à réaliser certaines actions qui, par la suite, donneront des résultats qui, eux-mêmes viendront renforcer les croyances que tu as en toi. Suivant tes croyances, cela peut donc être un cercle vicieux ou vertueux.

Si tu penses que tes kilos en trop sont liés à la génétique, alors tu vas t'enfermer dans ce schéma. Tu ne feras pas attention à ton alimentation puisque, dans tes croyances, cela est inutile. Tu resteras avec tes kilos en trop, ce qui va encore renforcer ta croyance.

Au contraire, si tu admets que c'est bien une croyance limitante, tu vas prendre conscience que tu peux perdre du poids. Tu mettras en place des actions en ce sens, comme augmenter la part de légumes dans ton assiette. Va s'ensuivre une perte de poids, ce qui renforcera ta croyance que tu es en capacité de perdre du poids.

Autre exemple de croyance limitante : je ne suis pas assez forte pour perdre du poids seule. Croyance qui te permettrait d'atteindre ton objectif : je ne suis plus seule ! Ce livre est mon nouveau guide !

Analyse-les maintenant, combine tes croyances limitantes à tes croyances positives.

………………………………………………………

………………………………………………………

………………………………………………………

………………………………………………………

………………………………………………………

………………………………………………………

………………………………………………………

………………………………………………………

Répète-toi chaque jour tes trois croyances positives pour bien les ancrer en toi, et également à chaque fois qu'une de tes anciennes croyances limitantes refait surface !

– Assume ta responsabilité

C'est un point difficile pour beaucoup mais, pour perdre du poids, tu dois accepter que ce corps que tu n'aimes pas soit bel et bien une de tes créations. Il n'est que le fruit de tout ce que tu lui as fait subir par le passé. Ce sont les aliments que tu lui as donnés qui l'ont mis dans cet état. Tu n'as pas pris soin de lui pendant toutes ces années ; tu ne l'as pas écouté, et voilà le résultat. Assume ta responsabilité.
Voici des exemples de pensées erronées :
– C'est à cause des plats trop riches de ma maman que je suis ronde. Je n'avais pas le choix de les manger. FAUX : on a toujours le choix.
– C'est la faute de la société, qui ne propose que des produits trop gras ou trop sucrés. FAUX : tu as le choix de les manger ou de préparer des plats sains.
– Je manque de temps pour cuisiner, alors je n'achète que des plats tout prêts qui font grossir. FAUX : tu manques d'organisation, car préparer des plats sains ne demande pas forcément beaucoup de temps.
– J'ai pris beaucoup de poids car mon mari m'a quittée. FAUX : tu as décidé de te laisser aller à ce moment-là.
– ...

Attention, je ne me permettrai en aucun cas de juger ce que tu as vécu, ce qui t'a emmenée là où tu es aujourd'hui, comprends-le bien. Je dis simplement que, pour changer, tu dois accepter que c'est toi qui t'es mise dans cette situation et personne d'autre. Bien sûr, tu as fait du mieux que tu pouvais, mais tu peux changer les choses maintenant. En acceptant que tu es responsable de ton corps, cela te donne également le pouvoir de le changer. Si tu restes persuadée que c'est la faute de X ou Y, tu ne pourras pas avoir le corps de tes rêves, car tu laisses ce pouvoir entre les mains de X ou Y.

– La zone de confort

Nous avons tous ce que l'on appelle une zone de confort. C'est une zone où nous avons tendance à rester, par facilité. Ce sont tes habitudes, tes rituels très confortables qui ne te poussent pas à te mettre au défi. Tu rentres chaque soir du travail, tu regardes la télé au lieu de faire du sport, tu commandes une pizza au lieu de faire une cuisine saine… Le problème avec cette zone de confort, c'est qu'elle te mène inévitablement à l'échec. En y restant, tu gardes par la même occasion tes kilos… Il te faudra sortir de ta zone de confort et changer tes habitudes pour espérer voir ton corps changer.

Albert Einstein disait : « La folie, c'est de se comporter de la même manière et s'attendre à un résultat différent. » Réfléchis bien. Pourquoi, si tu te comportes de la même manière, les choses changeraient-elles ?

Il y a bien une raison pour que tu restes dans ta zone de confort, même plusieurs :

1 – Nous résistons aux changements : c'est dans notre ADN. Nous avons été conçus pour survivre et donc ne pas aimer les changements. Dans la nature, cela nous a aidés à survivre autrefois. Malheureusement, aujourd'hui, cela nous empêche d'avancer vers notre but.

2 – La peur plus forte que l'envie.

Toutes sortes de peurs peuvent te retenir dans ta zone de confort et t'empêcher de perdre du poids. Elles vont parfois venir sournoisement sous une forme d'excuse comme « je suis trop fatiguée pour cuisiner », ou encore « si je commence à cuisiner des légumes, mes enfants ne vont plus m'aimer... »

Si, en revanche, ton envie de perdre du poids devient plus forte que ta peur, tu vas réussir à sortir de ta zone de confort, surmonter tes peurs et tu effectueras des

changements qui vont te mener au corps de tes rêves. Il est donc primordial que tu suives tout le processus de ce livre pour obtenir les résultats que tu souhaites.
Oblige-toi à sortir de ta zone de confort si tu veux pouvoir sortir ton bikini cet été avec fierté ! Je suis sûre que tu t'y vois déjà !
Reviens dans le présent et passe à l'action ! Voici cinq exemples de commandements dont tu peux t'inspirer ; n'hésite pas à les adapter à ta situation.
1 – À midi, tes collègues et toi, au restaurant vous irez, une salade tu commanderas.
2 – Regarder la télé, tu voudras, une promenade, tu feras.
3 – Aux courses, tu iras, une liste, tu feras.
4 – Écoutez de la musique, tu souhaiteras, des pensées positives, tu feras !
5 – Remettre à demain tes objectifs, tu penseras, tout de suite, tu t'y mettras !
6 – ...

Rappelle-toi juste toujours ceci : tout acte que tu vas réaliser va soit te faire progresser vers ton objectif d'avoir le corps de tes rêves, soit te faire faire un pas en arrière. Les actions neutres N'EXISTENT PAS ! À chacune des décisions que tu prendras, aussi petites soient-elles, pose-toi toujours la question suivante : cette décision va-t-elle me faire progresser vers ma perte de poids ou, au contraire, reculer ? À toi de choisir, mais tu devras le faire en ton âme et conscience, ma belle...

– Établis tes forces et tes faiblesses

Dans ce processus de perte de poids, il est important que tu mesures avec précision quelles sont tes forces et tes faiblesses par rapport à la perte de poids. Pourquoi ? Car chacune de nous a une manière différente de gérer et de mettre en place le bon « programme » pour atteindre son objectif de perte de poids. Dégaine ton stylo et une feuille de papier, et go ! Il te faut deux colonnes, une pour tes trois plus grandes forces et une pour tes trois plus grandes faiblesses face à la perte de poids. Ainsi, pourras-tu mettre en place une stratégie et être INARRÊTABLE !
Exemple 1
Force : tu adores cuisiner.
Faiblesse : tu craques toujours au bureau quand tes collègues commandent une pizza.
Tes forces doivent venir en aide à tes faiblesses. Ici, par exemple, comme tu aimes cuisiner, tu pourras préparer en avance un repas équilibré à emporter au

bureau et ainsi, ayant déjà ton repas prêt, tu auras une bonne excuse pour ne pas craquer pour la pizza !

Exemple 2
Force : tu es très motivée.
Faiblesse : tu manques de temps.
Comme tu manques toujours de temps, tu optes pour des repas surgelés, le soir. Mais comme tu es motivée, tu veux réussir. Pour gagner du temps, achète des légumes déjà découpés pour réaliser le soir une salade composée en deux minutes chrono !

Ce sont des petites choses mais, bien souvent, nous voyons surtout nos faiblesses et pensons qu'il sera trop difficile de les surmonter.
En deux temps et trois mouvements de stylo, tu as déjà compris que tu étais capable de tout changer !

– La confiance en soi

Si tu fais partie de ces nanas qui ont déjà essayé plusieurs fois de perdre du poids mais qui n'y sont pas arrivées, ce chapitre s'adresse à toi. Tu sais pourquoi tu ne vas jamais plus loin dans ta perte de poids ? Car tu manques de confiance en toi ! Il existe différents moyens de travailler sur ta confiance en toi, mais je vais t'en présenter un facile à mettre en place et qui te fera avancer dans ta quête de perte de poids. Certaines choses te mettent mal à l'aise comme parler à des inconnus ? Mets-toi au défi ! Sors dans la rue et demande simplement ton chemin à un inconnu, par exemple. Tu penses certainement que cela ne va pas aider tes kilos à changer d'adresse, pas vrai ? Eh bien, moi, je te dis que c'est le contraire. Tu te sentiras de plus en plus sereine, tu prendras ainsi confiance en toi de manière générale et tu te sentiras plus courageuse pour affronter ce nouveau défi du corps de tes rêves ! Vas-y, ose !

– La motivaCtion

Tu souhaites perdre du poids ? Très bien ! Mais il faudra être claire avec toi-même pour garder la motivation sur le long terme !

Tu te rappelles le Nouvel An ? Comme chaque année, tu as pris, j'en suis sûre, de bonnes résolutions, pas vrai ? Et finalement, je parie que, la plupart d'entre elles sont passées aux oubliettes ! C'est vrai, pourquoi, mince alors ?
Je t'explique : pour la perte de poids, c'est pareil. Tu ne dois pas juste te dire en

sifflotant « lalalilala, je veux perdre du poids... ». Non, non, ça ne fonctionne pas, comme tu as déjà pu le remarquer !

Pourquoi ? Parce que, la motivation toute seule, c'est comme une fleur qui a une bonne terre mais que l'on oublie d'arroser : elle finit par s'endormir éternellement, comme ta motivation d'ailleurs... La bonne terre, ici, c'est ta bonne résolution de perte de poids et il faudra l'arroser par des actions ! C'est pareil dans le sens inverse : si tu donnes de l'eau à ta fleur mais pas de terre, il arrivera la même chose... Si tu fais juste des actions sans motivation, eh bien, tu vas faire attention à ce que tu manges au début puis, petit à petit, bonjour les mauvaises habitudes !

Pour récapituler, la motivation ne va pas sans l'action : c'est le combo gagnant que j'appelle la motivaCtion ! Comme tu peux le voir, il ne faut pas grand-chose pour que ça ne fonctionne pas, le « c » en moins, et c'est raté !

Concrètement, ça veut dire que, dès maintenant, tu te mets à l'action en établissant des objectifs clairs que tu vas rédiger. Hop hop hop, prends un stylo et un bout de papier, s'il te plaît, madame !

Pose-toi vraiment la question : pourquoi, au plus profond de toi-même, tu veux perdre du poids ? Pas de mensonges entre nous, je veux la vérité, rien que la vérité, toute la vérité !

OK, je te dis ma vérité alors, si tu insistes tellement… Je n'osais pas me mettre en maillot de bain, alors que J'ADORE l'eau ; évidemment, je suis du signe astrologique du Poisson (sourire). J'ai donc imprimé une photo d'une femme que je trouvais très belle en maillot de bain sur une plage de sable fin, que j'ai accrochée à un endroit bien visible chaque jour pour que ça pique assez pour garder éveillée ma motivation jour après jour !

Pour d'autres, cela peut être de recouvrer la santé, de vivre longtemps pour voir grandir ses enfants, de raviver la flamme dans son couple, de mettre une robe depuis longtemps restée au fond du placard, de courir un marathon…

Ton objectif doit être précis, tu dois être convaincue que tu vas y arriver. Mets toute ton énergie à la réalisation de celui-ci, travaille dur à chaque instant pour l'atteindre, sois inarrêtable !

Tu as trouvé ton objectif ? C'est bien. Maintenant, un objectif illimité dans le temps, c'est toujours un problème. Imagine que tu arroses ta fleur une fois par an. Oui elle a de la terre, oui elle a de l'eau mais tu ne comprends pas : elle a quitté ce monde… Eh oui, parce qu'il fallait l'arroser régulièrement… Ce qui, dans ton cas, veut dire « mets-toi un objectif final ». Par exemple : « Dans un an, j'aurais perdu X kg. » Mais il faut mettre de petits objectifs chaque semaine. Par exemple, 0,5 kg par semaine. Tu as bien noté ton objectif « final » et tes petits objectifs ? Parfait, bravo, garde-le bien en évidence et vérifie chaque semaine tes progrès !

ATTENTION, ATTENTION : je te vois venir ! Exemple type : on est en mai et tu te dis : « M&#@$, vite, je dois perdre 5 kg pour mes vacances de juillet ! » Et que va-t-il se passer ?
Deux solutions : 1 – l'objectif est trop élevé, tu te décourages et fini les bonnes résolutions pour l'année ou 2 – tu y arrives au prix d'efforts surhumains, tu joueras au yoyo et l'année prochaine tu en auras dix à perdre…
Donc, bilan de la petite histoire : tes objectifs doivent être réalisables et réalistes. Même si tu meurs d'envie d'aller à

vitesse grand V, ça ne servira à rien. Mais n'oublie pas de rêver grand !

Pour garder la motivaCtion, tu devras également, chaque matin, te faire une petite liste (notée sur papier) des objectifs de ta journée, qui te permettront d'atteindre ton objectif final. Prends l'habitude de les réaliser ! Chaque jour sur ma liste il est inscrit : manger sainement. Donc je prépare mes plats si je sais que je n'aurai pas le temps. Il y est également inscrit : faire du sport. Cela peut être aller à la salle de sport mais aussi faire une marche rapide ou aller au travail à pied, en vélo…

– Maîtriser tes pensées

Elle est marrante, la mère Juju, c'est facile à dire, ça ! Je sais, au début, c'est compliqué mais tu dois déjà prendre conscience de tes pensées.
Si à longueur de journée tu te dis « je ne vais jamais y arriver, je n'ai jamais réussi de toute façon », eh bien, remplace ça par du positif ! Je dis que tu as été championne pour maintenir les kilos ! Mais maintenant, nouveau défi, tu seras championne pour leur faire peur, et qu'ils s'envolent sans

jamais revenir ! Je suis sûre que, tout de suite, tu as un sourire aux lèvres, pas vrai ? Voilà comment transformer facilement tes pensées négatives en pensées positives !

Et n'oublie pas que tu es en train de lire LE livre qui va te permettre de perdre du poids, donc tu es déjà devant toutes les personnes qui se plaignent mais qui ne font rien ! Tu fais donc déjà partie des gagnantes ! Tu dois penser comme une GAGNANTE ! Crois-tu qu'avant une compétition les plus grands se voient perdre ? Du balai, la motivation et par la même occasion, le podium !

Si tu entends une petite voix te dire « eh, oh, toi, lève-toi et va me chercher un burger », ne l'écoute pas ! C'est le petit diable sur ton épaule gauche qui te parle ! Pense à écouter l'autre version, le petit ange sur ton épaule droite. Pour certaines personnes, faire cet exercice permet d'oublier cette petite voix.

Quand tu te dis que tu n'es pas belle, trop grosse... Mets-toi devant le miroir et dis à voix haute en te regardant des affirmations positives comme « tu es trop canon, poulette ! » Cela travaille ton inconscient et permet de reprogrammer ce que tu penses de toi-même. Fais-le avec beaucoup d'énergie et de motivation, sans oublier un grand sourire, bien sûr ! Force-toi ! Ne le fais pas forcément devant les autres sinon ils risquent d'appeler le médecin en urgence : « Allô, docteur, je crois que ma femme a de la fièvre, elle fait des choses très étranges ! »

Il est très important de maîtriser tes pensées, car tout ce que tu penses assez longtemps et avec conviction finit par s'inscrire dans ton mental, ce qui te permettra de changer ton comportement.
Si, chaque matin au réveil, tu écoutes de la musique motivante, tu te lèves en voyant tout d'une manière positive. Tu arriveras facilement à être positive quant à ta perte de poids. La meilleure dans tout ça, c'est que tu arriveras à faire attention à ton alimentation sans y prendre garde.
Je sais, quand on n'est pas habitué, cela peut paraître étrange de prime abord mais je te conseille d'essayer et tu verras par toi-même que Juju a quand même raison !

Pour changer ton processus interne, tu devras contrôler à chaque instant ta pensée. Dès qu'une pensée comme « je n'y arriverai jamais » fait irruption dans ta journée, remplace-la immédiatement par une autre comme « bien sûr que si ! Je suis prête maintenant. » Ce n'est pas facile au début mais tu te rendras compte, en y faisant attention, à quel point tu t'auto-sabotes !

Si tu veux changer le regard que tu as sur ton corps, tu devras t'exercer chaque jour à contrôler tes pensées, c'est obligatoire. Un peu comme quelqu'un qui veut courir le marathon. Il devra s'entraîner jour après jour. Au début 2 km, puis 5 km, puis 10 km jusqu'à remporter le marathon. Tu ne gagneras pas contre tes kilos en pensant la moitié du temps que tu n'y arriveras pas, entraîne ton mental !

À toi de trouver ce qui fonctionne pour toi, ce n'est pas génial ? Tu perds du poids et tu apprends à reprogrammer ton inconscient !

– Les aides extérieures

Tu peux également « reprogrammer ton cerveau » à l'aide de différentes techniques comme la PNL, l'autohypnose, l'hypnose, la méditation, l'acuponcture... Il existe une quantité incroyable de techniques qui fonctionnent. À toi de trouver ce qui te correspond, si tu en as besoin.

– **N'abandonne JAMAIS !**

Tu auras certainement, au cours de ce processus de perte de poids, des moments où tu vas craquer. Peut-être même chuter, mais rappelle-toi toujours que le plus important n'est pas de ne jamais chuter mais de savoir se relever !
Il est primordial de te pardonner si, par moments, tu craques mentalement ou pour de la nourriture abusivement. Pleure un bon coup si tu en as besoin, pardonne-toi et que cette chute te donne encore plus de motivation !
Interdiction formelle de s'en vouloir et de se dire intérieurement des méchancetés. Cela ne rendra la chose que plus difficile et ne t'aidera en aucun cas à avancer ! Ce sont les chutes sur notre chemin qui nous rendent plus fortes, donc prends ce craquage que tu viens de vivre comme une manière de renforcer ta motivation !

Cela ne veut pas non plus dire que tu peux manger des Mars chaque jour et te dire « pardon, demain, je ne recommencerai plus, non non et non ! »

J'ai une bonne nouvelle pour toi : si tu n'abandonnes jamais, il est impossible que tu n'atteignes pas tes objectifs !

Je vais te donner un exemple dans un autre domaine (mais tu vas vite comprendre où je veux en venir). C'est l'histoire d'un homme qui a chuté plusieurs fois dans sa vie. Celui-ci a fait faillite à l'âge de 31 ans, a été battu aux élections législatives à 32 ans, refit faillite à 34 ans, vit mourir sa petite amie à 35 ans, fit une dépression nerveuse à 36 ans, fut battu aux élections locales à 38 ans, fut battu aux élections au Congrès à 43 puis 46 puis 48 ans, battu aux élections du Sénat à 55 ans (ce n'est pas fini), n'a pas pu s'inscrire aux élections de vice-présidence à 56 ans, fut battu aux élections au Sénat à 58 ans, MAIS fut élu président des États-Unis à l'âge de 51 ans ! Cet homme n'était autre que Abraham Lincoln.

Morale de l'histoire, ce n'est pas parce que tu n'y es pas arrivée jusqu'à maintenant et que tu as chuté que tu ne vas pas réussir ta perte de poids ! Tu peux le faire à une seule condition : N'ABANDONNE JAMAIS !

PARTIE 2

PASSE À L'ACTION

« L'échec est seulement l'opportunité de recommencer d'une façon plus intelligente. »

Henry FORD

44

1. – Le pardon

La prise de poids est, en général, bien souvent liée à un élément dans notre vie qui nous a poussées à nous protéger. Au fond de vous-même, vous savez pour la plupart du temps ce dont il s'agit. Il est primordial de vous pardonner, comme nous l'avons déjà vu, mais si cette prise de poids est due à une autre personne, vous devrez aussi lui pardonner. Je le sais, ce point-là est parfois compliqué mais, si vous ne pardonnez pas, vous faites uniquement du mal à vous-même, notamment par la prise de poids. Nous devons toutes faire face à des évènements difficiles dans notre vie. Tu n'es pas seule.

La prise de poids est une manière de se protéger, de mettre un bouclier de graisse autour de nous pour que rien ne nous touche mais, en réalité, nous nous détruisons à petit feu.

Quel est l'élément qui a instauré cette prise de poids, d'après toi ?

Note-le ici.

Note ici le pardon.

Je suis vraiment très, très fière de toi ! Bravo, tu es juste extraordinaire !!! Ce que tu viens de faire est difficile, je le sais, mais tu dois avancer ! Si, à tout moment, tu y repenses, n'hésite pas à revenir lire ces lignes de pardon, ma belle. Maintenant que tu as laissé cette partie de toi sur ce bout de papier, tes kilos viendront les rejoindre ! Elle est pas belle, la vie ?

2. – Bouge-toi !

Je sais ce que tu te dis « Juju, c'est pas mon truc, le sport, je déteste ça ! Ça ne va pas être possible ! » Et là, moi, je te réponds que si, si, tu vas le faire ! Je t'explique pourquoi.
Le sport a plusieurs avantages non négligeables : il permet d'augmenter ton niveau d'énergie, contrairement à ce que tu pourrais croire. L'excuse de la fatigue ne fonctionne donc pas. Au fur et à mesure que tu vas pratiquer un sport, ton corps va devenir plus fort, plus performant et tu auras donc plus d'énergie pour faire tout ce que tu souhaites dans ta journée !
Tu vas griller plus de calories dans ta journée donc tu auras deux possibilités : soit tu vas perdre plus vite du poids, soit tu

es gourmande et tu pourras te faire des mini plaisirs en plus ! Quand on est gourmande comme moi, on choisit toujours la deuxième option !

Et la petite information merveilleuse, c'est que le sport permet de griller des calories quand tu es tranquillement assise sur ton canapé ! C'est pas une blague ! En faisait du sport, tu vas créer du muscle, ce qui va augmenter ton métabolisme basal donc griller plus de calories au repos. Le muscle ayant besoin de plus de calories que la graisse pour fonctionner, il te sera plus facile par la suite de maintenir un poids stable. Voilà pourquoi ces petits chanceux d'hommes peuvent manger plus que nous, car leur corps contient naturellement plus de masse musculaire que celui des femmes !

Oui mais tu n'es toujours pas convaincue que tu vas aimer le sport, n'est-ce pas ? Fais confiance à Juju ! Il faut à notre mental vingt et un jours pour commencer à accepter les changements. Motive-toi pendant ce temps-là, donne-toi à fond et tu verras, tu ne pourras plus t'en passer. L'adrénaline que procure le sport intense permet vraiment de se détendre à la fin d'une séance. Tu verras des effets positifs à tous les niveaux ! Je t'assure que je détestais vraiment le sport et je n'ai rien lâché. J'ai tenu bon et maintenant je vais à la salle de sport cinq fois par semaine ! Il n'y a pas que la salle de sport, trouve-toi un sport où tu te fais plaisir ! Tennis, Zumba, danse avec ton chéri, foot, marche rapide, course à pied avec Médor, vélo en famille...

3. – **Ignore les médisants**

Au cours de ce merveilleux processus de perte de poids, tu n'auras pas que de gentilles personnes bien intentionnées sur ton chemin. Sois prête !
Tu rencontreras deux types de personnes : les mal intentionnées qui tenteront de te faire échouer et les bien intentionnées maladroites.
Commençons par les mal intentionnés : ils vont essayer de te blesser, de te faire oublier tes objectifs, de te faire chuter... Il sera parfois difficile d'y faire face mais tu en es capable ! Sache une chose, ta motivation peut leur faire un effet miroir face à une peur qu'ils ont envers eux-mêmes. À chaque fois que quelque chose te blesse, sois positive, ne te laisse pas baisser ta motivation et imagine-toi ce qui peut leur faire autant peur dans la réussite de ton objectif de perte de poids. Tu verras, cela fonctionne bien et t'évitera de tomber

au fond du trou… Et rien ne sert de perdre ton énergie à expliquer quoi que ce soit. Garde cette énergie pour toi !

Tu as ensuite les bien intentionnés maladroits : il s'agit en général bien souvent de ta famille ou tes amis très proches. Peut-être ont-ils peur que tu n'y arrives pas et que tu sois triste ? Ils ne veulent peut-être que te protéger ? Dans tous les cas, ce ne sont que leurs peurs qui parlent. Ne le prends pas pour toi personnellement et essaie de les rassurer. Par la même occasion, tu te rassureras toi-même quant à ta réussite !

En aucun cas, les paroles de qui que ce soit ne doivent te faire douter de ta capacité à perdre du poids et atteindre ton objectif, OK ? Juju à dit que tu es capable de le faire, donc ne remets pas en question ma parole, s'il te plaît ! (Il faut bien rigoler un peu après un sujet pareil…)

4. – La respiration

Perdre du poids en respirant ? C'est quoi cette histoire, encore ? Oui, cela peut paraître étrange mais c'est bien vrai ! Après une bonne séance de sport intense, tu n'auras pas envie d'un repas très copieux comme une raclette, mais plutôt une belle salade composée, par exemple ! Pourquoi cela ? Car tout simplement ton corps dispose déjà de l'essentiel : un bon apport en oxygène.

Si une envie de manger ou de grignoter devient trop forte, prends le temps de te poser et de respirer profondément avec le ventre et de te détendre. Fais une dizaine d'inspirations lentes et profondes sur un temps puis retiens l'air dans tes poumons sur quatre temps et expire sur deux temps. Ce qui signifie que si tu inspires 3 secondes, tu retiendras l'air dans tes poumons 12 secondes et tu expireras en 6 secondes. Tu pourras faire cet exercice trois fois par jour. Tu verras déjà une nette diminution de ta folle envie de manger tout ce qui te passe devant les yeux !
Cet exercice va te détendre, apaiser ta faim et bien oxygéner ton corps ! Cela a d'autres effets bénéfiques sur ta santé comme activer ta circulation lymphatique et ton

système immunitaire, alors ne t'en prive surtout pas !

Tu auras ainsi un peu de temps pour comprendre si cette faim est bien réelle ou si c'est simplement une envie de combler un autre manque.

Une bonne respiration diminue également le stress que tu emmagasines durant ta journée et nous le savons bien, en période de stress, nous n'avons qu'une envie, nous détendre à l'aide d'un bon morceau de gâteau ou de chocolat ! Pourquoi donc toi et moi pensons chocolat ou toute autre gourmandise à ce moment précis ? Car notre corps va essayer de diminuer l'hormone du stress en cherchant une hormone du plaisir si facile à trouver en mangeant mais qui, finalement, n'arrange pas les choses…

À partir d'aujourd'hui, quand tu sentiras le stress t'envahir ou une envie de manger, arrête-toi deux minutes et respire. Tu verras, c'est magique !

5. – La PNL

Dans ce chapitre, nous ne rentrerons pas dans les détails sur la PNL mais je vais simplement te donner un petit exercice qui t'aidera à calmer ton appétit ou une envie soudaine et insupportable de nourriture. Si tu souhaites approfondir ce sujet, je te conseille de te tourner vers un professionnel dans ce domaine.

Imagine-toi dans une situation ou un aliment te fait cruellement envie. Tu te promènes dans la rue et soudain (ô malheur) tu aperçois une publicité pour un fast-food avec un magnifique et si délicieux cornet de frites !

Auparavant, tu aurais couru t'acheter ce cornet mais, maintenant que tu es forte, tu vas faire cet exercice.

Dans ta représentation mentale du cornet de frites, je suis sûre que tu le représentes en grand avec des couleurs magnifiques. Peut-être entends-tu même la frite croustiller entre tes dents, sens-tu son odeur irrésistible, ce goût irrésistible...

Eh bien, maintenant, cette image du cornet de frites, tu vas l'assombrir dans ton esprit, tu vas diminuer la taille de cette image en tout petit et la mettre en bas à gauche de ton cerveau et tu remplaceras l'odeur, auparavant si agréable dans ton esprit, par une odeur très désagréable pour toi. Le son si craquant de la frite sera remplacé par un bruit désagréable comme le bruit d'une craie sur un tableau...

Ta représentation mentale du cornet de frites va donc changer et, en quelques instants, ces frites qui te faisaient tellement envie ne deviendront qu'un simple mauvais souvenir ! Quand tu y arriveras, félicite-toi, ma belle !

Tu peux faire ce travail avec tous les aliments qui te font craquer à chaque instant et ainsi te préparer mentalement aux pièges sur ton chemin de la perte de poids.

Exercice :

Cite-moi l'aliment que tu détestes le plus :

....

Si tu es comme moi et que tu aimes tout, imagine-toi quelque chose de pourri.

Quand tu te l'imagines, comment te le représentes-tu dans ton esprit ?

....

La taille de l'image mentale : (en général, on se l'imagine petite).

....

Comment sont les couleurs ? (ternes, grises, floues…)

....

Comment sont l'odeur et le goût de celui-ci ? (amer, aigre…)

....

Entends-tu un son en particulier si tu le manges ?

....

Comment te sens-tu si tu t'imagines le manger ?

....

Maintenant, imagine l'aliment que tu adores mais dont tu souhaiterais te débarrasser de son pouvoir addictif sur toi :

À présent, réutilise toutes les modalités de l'aliment que tu détestes sur l'aliment que tu adores.

Je t'explique ce qui est valable uniquement pour moi.
Je déteste croquer dans un fruit pourri. Quand je visualise le fruit pourri, je vois une image petite et sombre, son goût est acide, gluant, il a une odeur âcre et, quand je le mange, cela me fait des haut-le-cœur !
Mon aliment favori à l'époque était les gâteaux bien gras au chocolat. J'ai donc mis dans ma tête la belle image du gâteau aux couleurs puissantes, l'odeur chaude à la sortie du four, son goût si doux et

fondant sur ma langue… J'ai transformé tout d'abord l'image que je m'en faisais de couleur vive en sombre et petite comme le fruit pourri, puis j'ai imaginé le goût se transformer et devenir acide et gluant avec une odeur âcre et avoir les haut-le-cœur ! Imagine alors que je n'ai plus jamais eu d'envie irrépressible de gâteaux gras au chocolat ! Au lieu de cela, je le remplace maintenant par un fruit ou un gâteau sans matières grasses ! Incroyable, non ? C'est la magie de notre pouvoir intérieur ! Si cela ne fonctionne pas au premier essai, entraîne-toi à chaque fois qu'une envie de ce genre arrive de nouveau ! Il est en revanche très important de savoir comment TU fonctionnes et de reproduire la même sensation dans le même ordre. N'oublie pas que nous sommes tous différents !

Tu n'arrives pas à décoller du canapé pour aller faire du sport ? Eh bien, tu réalises le même exercice !

Quelle habitude tu souhaiterais changer ?

....

Quand tu te l'imagines, comment vois-tu cette habitude ? (taille de l'image, couleurs…)

………………………………………………

Ensuite, note tout ce que tu ressens DANS L'ORDRE quand tu t'imagines faire cette habitude : (sensations, bruits, odeurs, sons…)

………………………………………………

………………………………………………

………………………………………………

Maintenant, remplace cette activité par une autre que tu aimerais mettre en place mais que tu n'aimes pas du tout (comme faire du sport) !

Quelle est cette activité ?

………………………………………………

Quand tu te l'imagines, comment vois-tu cette habitude ? (taille de l'image, couleurs...)

....

....

....

Ensuite, note tout ce que tu ressens DANS L'ORDRE quand tu t'imagines faire cette habitude : (sensations, bruits, odeurs, sons...)

....

....

....

....

Maintenant que tu as les deux sentiments opposés, imagine, visualise l'habitude que tu souhaiterais changer et utilise les modalités de celle que tu n'aimes pas du tout, dans le même ordre. Inversement, visualise l'habitude que tu n'aimes pas mais que tu souhaites avoir et remplace les modalités de ta pensée de l'habitude que tu aimes.

Je te donne encore une fois mon exemple pour t'aider à mieux comprendre.

J'adorais regarder la télé. Quand je fermais les yeux, je voyais le poste de télévision grand et lumineux, j'entendais les sons très nettement puis je me sentais confortablement installée dans le canapé.
Inversement, quand je m'imaginais faire du sport, je voyais une image floue de moi, je sentais la sueur couler le long de mon corps, j'étais très fatiguée.
Maintenant que j'ai bien noté mes deux visions, j'intervertis les sensations.

Je m'oblige à voir ce poste de télévision de manière floue et lointaine, puis sentir de la sueur couler le long de mon corps et ensuite je m'imagine très fatiguée devant le poste de télévision.
Une fois cette visualisation faite, je passe à la mise en place de ma nouvelle habitude.
Je me visualise en train de faire du sport et cette image floue au départ, je l'agrandis et la rends plus nette et lumineuse, comme le poste de télévision, plus belle. Je

m'imagine les sons autour de moi très nets et je me force à ressentir ce confort dans la salle de sport et non sur le canapé. Je l'avoue, cet exercice semble très intrigant et peut laisser perplexe au début, mais tu en ressentiras très vite les effets bénéfiques !

À toi de jouer !

6. – Écoute ton corps

Écouter son corps ? De quoi elle parle ? Je t'explique.
Bébés, quand nous avions faim, nous pleurions un bon coup et biberon arrivait, suivi d'un bon dodo. C'était la belle période, celle où nous savions écouter nos besoins et notre corps !
Puis les choses se gâtent... Nous grandissons et l'on nous a tous mis en place des croyances limitantes, des règles à respecter imposées par nos parents, la société...
Nous avons appris qu'il fallait finir son assiette, mais notre corps à nous disait « stop je n'ai plus faim »... Oups, je n'entends plus mes besoins. Toi aussi, as-tu entendu dire « si tu fais tes devoirs, tu auras le droit à un gâteau ? » Oups, la nourriture n'est plus un besoin vital mais

une récompense. Le sucre en abondance dans notre société ? Oups, cela crée une dépendance plus addictive que la cocaïne sur notre cerveau…

Je le répète, nous ne sommes pas là pour juger le passé, les agissements des uns et des autres, mais pour changer tes habitudes pour atteindre les objectifs que tu t'es fixés.

Bon, revenons à nos moutons. Toutes ces choses que tu as vécues depuis ta plus tendre enfance t'ont conditionnée et ont participé à la personne que tu es aujourd'hui et au corps qui est le tien. Bonne nouvelle, tu es maintenant consciente de cela. Tu as la capacité de changer les choses.

Mais comment puis-je de nouveau entendre les signaux de mon corps ? Il existe quelques petites astuces pour te « reconnecter » à lui. Beaucoup de personnes disent qu'elles ont faim mais, en général, ce sentiment que nous prenons pour de la faim est bien souvent de la soif ! Je te conseille donc de prendre le matin au réveil et avant chaque repas un grand verre d'eau et d'attendre 10 minutes. Cela aura pour conséquence favorable de diminuer ton appétit !

Autre astuce : ton corps met 20 minutes à recevoir l'information de satiété.

Conséquence : si tu manges trop vite, tu mangeras une trop grande quantité de nourriture ! Prends ton temps, personne ne va te prendre ton assiette, voyons…
Occupe-toi. Rappelle-toi ces moments où tu te surprends à grignoter sans faim. Si ton esprit s'ennuie, il se rappelle que manger lui envoie des hormones de plaisir. Il te conduira illico dans le placard à bonbons ! Prends le temps de te poser la question, si tu as vraiment faim ou si ce n'est pas une autre demande déguisée !

7.   – Cuisine !

Oui, mon amie, tu as bien lu, tu vas devoir te mettre à la popote ! J'espère que tu aimes cela sinon tu vas devoir apprendre à aimer ! Ne t'inquiète pas, cuisiner sain et gourmand ne signifie pas cuisiner des heures…
Laisse-moi te convaincre si tu ne l'es pas encore…
Cuisiner soi-même te permet de choisir de bons ingrédients et tu vas limiter les mauvaises choses qui se cachent un peu partout dans ton alimentation. Les plats tout prêts sont en général simplement trop gras, trop sucrés, trop riches en féculents, trop pauvres en légumes, avec des conservateurs ajoutés… Et franchement, de

bons petits plats maison, c'est quand même largement meilleur !

Par exemple, tu rêves d'un fondant au chocolat. Dans le commerce, c'est juste impossible de craquer sans culpabilités ! Avec une part de gâteau, en termes de calories, tu ne pourras plus rien manger d'autre sinon rebonjour les kilos ! Eh bien, tu peux en réaliser un à tomber par terre sans matières grasses et sans sucre ajouté en remplaçant le beurre par de la compote de pommes ! Tu ne sentiras aucune différence au goût mais sur la balance, si ! Des astuces comme celle-ci, il y en a des milliers et être gourmande ne sera plus un problème !

À force de pratique, tu verras que tu risques de prendre goût à la cuisine et à tes bons petits plats ! Et quel plaisir de voir la tête de tes invités quand tu leur expliques que ton gâteau est sans sucre et sans matières grasses ajoutés !

Autre avantage à cuisiner et préparer tes repas à emporter au bureau : tu pourras compter les calories et maîtriser ta perte de poids. Il existe plusieurs applications sur téléphone qui te permettent de compter avec précision tes calories. Je te conseille d'en utiliser une au départ. Nous avons des difficultés à nous rendre compte de la quantité de calories que l'on ingère. À savoir qu'une femme d'âge moyen consomme environ 1 800 calories par jour et une sportive 2 000 calories. Il n'y a pas de secrets : si tu veux perdre du poids, tu devras manger moins de calories que ce dont tu as besoin. Mais attention, où Juju va se fâcher, c'est qu'il est strictement interdit de baisser beaucoup son apport calorique journalier ! Ton corps a besoin d'au minimum 1 200 calories pour survivre ! En dessous de ce seuil, tu mettras ta vie en danger ! De plus, trop baisser ton apport calorique journalier te fera juste perdre de l'eau et du muscle, ce qui aura pour conséquence de baisser ton métabolisme. Effet yoyo, le revoilà, celui-là ! Tu oublies les régimes et tu apprends simplement à manger correctement, compris ?

8.   – *Cheat meal*

Je t'entends jusqu'ici : « Donc en gros, Julie, si je veux avoir le corps de mes rêves, j'oublie la pizza, les pasta, etc. » Non, ma petite, n'aie crainte, le plaisir, tu garderas !
Mais, évidemment qu'il doit y avoir un « mais ». Tu ne pourras pas remanger comme avant, sinon comme nous l'avons déjà vu les mêmes causes engendrent les mêmes effets. Tous tes kilos durement

perdus seront vite de retour. Il y a ce que l'on appelle les « *cheat meal* ». Ce sont des repas plaisir qui te permettent de manger CE QUE TU VEUX !
Waouh !!! À nous les muffins, cookies et autres victuailles bien moelleuses et riches en graisses et en sucre.
Cela ne veut pas dire manger tout en quantité astronomique ! Soyons d'accord ! En période de perte de poids, tu te limiteras quand même à un cheat meal tous les 15 jours. Si tu fais du sport, tu pourras en faire un par semaine, une fois l'objectif atteint. Profites-en pour te faire plaisir lors de la sortie entre copines le samedi soir ou encore le dimanche au restaurant en famille !
Quel est l'objectif de ce repas spécial ? Le principal : de se faire plaisir. La vie est courte et belle, profitons-en ! Le cheat meal te permettra également de garder ta motivation sur le long terme et de ne pas avoir de frustrations. L'autre avantage précieux est que ton corps est une merveilleuse machine de survie, et si tu lui donnes toujours la même quantité de calories, il va s'habituer. Le moindre écart et celui-ci fera des réserves. Son rôle est de te préparer aux dures sécheresses et aux rigoureux hivers. En mode survie, c'est super, mais de nos jours, un peu moins !

Alors, pour éviter de déclencher ce mécanisme, il faudra offrir à ton corps de manière régulière des repas plus élevés en calories. Il recevra l'information « c'est OK, tout va bien, pas de famine en vue ». C'est magique, non ?

9. – Limiter les tentations

Encore une règle obligatoire pour t'assurer la réussite dans ta quête vers le saint Graal. Transforme-toi en mère Teresa. Prends un grand sac et ranges-y TOUS les paquets de biscuits, pâte à tartiner, pain de mie, chocolat... Tu pourras offrir tes victuailles à des individus dans le besoin. D'une pierre, deux coups ! Tu aides les autres et distribues du bonheur sur ton passage, et tu augmentes tes chances de réussite. Tu verras, c'est vraiment une superbe expérience. Personnellement, depuis cette expérience, je continue régulièrement à donner aux gens dans le besoin mais, maintenant, j'offre du fait maison !
Comme le disait Albert Schweitzer, « le bonheur est la seule chose qui se multiplie si tu le donnes ». Bon, c'est une autre histoire. Je me recentre... Tu verras, plus tard, tu me diras « merci, Juju » quand une vilaine voix viendra te chuchoter au beau

milieu de la nuit qu'un gâteau au chocolat t'appelle dans le placard de la cuisine en te suppliant de le manger…

Supermarché : lieu de toutes les tentations où nos bonnes résolutions peuvent disparaître en un instant. Tu connais, n'est-ce pas ?
Sois rassurée, Juju a encore pour toi des solutions plein les tiroirs !
Imagine-toi rentrer du travail, tu es fatiguée et tu as faim mais tu vas faire les courses : que se passe-t-il ? Tu as envie de tout dévorer, sauf le brocoli qui t'attend sagement sur son étal. Tu rentres des courses. Verdict au moment de tout ranger ? Aaahh ! Tu as fait rentrer chez toi une armée de cholestérols, sucres et graisses. Une bande très bien organisée avec un objectif précis : tuer au plus vite tes efforts !
Je t'entends « Juju, vite il me faut un plan ! » Écoute bien. Tout d'abord, fréquenter des supermarchés sans avoir mangé est strictement interdit ! Deuxièmement, ne t'aventure jamais dans des lieux aussi risqués sans ton arme de survie, alias la liste de courses ! Ne panique plus, tu es briefée, tu es armée, reste zen, ça va bien se passer !

Parlons de la liste de courses. Pour en faire, tu vas devoir planifier ce que tu vas manger. En faisant ta liste, pense à bien choisir des produits de saison toujours moins chers et plus riches en vitamines et minéraux. Cela ne prend pas longtemps à préparer. Il te faudra peut-être un peu de temps avant que cela ne devienne naturel. En plus de devenir au top physiquement, tu es en train de devenir une pro de l'organisation pleine d'énergie ! Tu vas voir comme le regard des autres va changer sur toi en même temps que le tien ! Je te le rappelle encore une fois : si tu mets en place chaque chose inscrite dans le livre, tu ne peux que réussir !

Les repas entre amis, en famille... En général, on est d'accord, ce n'est pas très équilibré et on mange toujours trop. J'ai une astuce pour éviter de trop grandes tentations (je t'avais bien dit que j'étais une vraie gourmande) : je bois un grand verre d'eau et mange un bol de soupe. Tu verras, c'est magique !

10. – Félicite-toi !

C'est l'heure du bilan de la semaine, tu regardes ta balance et yaouuuuu ! tu as perdu du poids comme prévu ! En premier lieu, laisse-moi te féliciter pour ta première victoire ! J'avais bien raison, tu es une vraie graine de gagnante ! Continue, ne lâche rien !

Et pour te féliciter, tu as le droit, et je dirais même l'obligation, de te faire plaisir car tu l'as bien mérité ! ATTENTION, oublie ton ancien mode de fonctionnement qui était de te récompenser avec la nourriture ! Non, non, non. Trouve-toi une autre manière, comme te faire une manucure, un massage, te poser en plein après-midi et lire un bon livre, aller au cinéma…

Ne néglige pas cette étape de récompense car, ainsi, tu vas changer encore plus profondément tes croyances et remettre à sa juste place la nourriture, c'est-à-dire un moyen de survivre avec plaisir et non plus une obsession ou la réponse à tous tes problèmes.

11. – Il y a quoi, dans mon assiette ?

Revoyons l'histoire des calories. Partons sur un besoin moyen journalier de 1 900 calories. Si tu manges moins que ces 1 900 calories, tu perdras du poids et si tu manges, plus tu vas en gagner. Rien de bien compliqué, pas vrai ? Je t'entends déjà venir me dire : « Alors, je mange juste une portion de frites et un burger, et ce soir une soupe et c'est bon, c'est moins que 1 900 calories et je perdrai du poids ! » Tu as raison dans le principe mais...
Comparons deux repas avec le même nombre de calories. Repas 1 : burger et frites. Repas 2 : salade niçoise et, en dessert, un fromage blanc aux fruits et muesli.
Pour ce qui est des nutriments, le repas 1 va être très riche en graisses et sucres rapides, et pauvre en vitamines, minéraux, protéines et fibres. Le pain à burger et les frites sont des produits à indice glycémique très élevé. Ce qui signifie que le taux de sucre dans ton sang va monter très rapidement (ce qui est mauvais pour la santé) et chutera d'un seul coup. Conséquences : un gros coup de fatigue dans l'après-midi et, en prime, tu auras de nouveau faim à 16 heures. Pour ce qui est des légumes (si on peut appeler la tranche

de cornichon et la feuille de salade ainsi), ils sont trop peu présents, donc ton corps ne trouvera pas les vitamines, fibres et minéraux dont il a besoin. Conséquences : un transit ralenti, une peau, des ongles et des cheveux loin d'être au top.
Le gras : quantité énorme liée à la friture notamment et de mauvaise qualité. Conséquence : tu prends des risques pour tes artères et ton poids.
Le sucre : la farine raffinée utilisée pour le pain et les pommes de terre frites sont considérées par ton corps comme du sucre. Conséquences : c'est la catastrophe !
Les protéines : un maigre morceau de viande ne va pas te donner assez de protéines ! Conséquences : les protéines te permettent de ne pas avoir faim trop rapidement. Elles sont difficilement stockées par l'organisme sous forme de graisses et ce sont elles qui nourrissent les muscles. Ce qui signifie que si tu ne manges pas suffisamment de protéines, tu vas perdre du muscle, ce qui aura pour conséquence la baisse de ton métabolisme... (Attention, ne pas abuser non plus ces protéines, cela est tout aussi mauvais pour ton corps.)
Tout cela joue aussi un grand rôle sur ton humeur ! Tu seras beaucoup plus fatiguée

et irritable ! L'alimentation, c'est la base ! C'est donc une mini catastrophe...
Analysons maintenant le repas 2, la salade niçoise et le fromage blanc aux fruits et muesli.
Protéines : œufs, thon, fromage blanc. Ton corps reçoit suffisamment de protéines et tu seras donc bien calée jusqu'au repas du soir. En plus de cela, tes petits biscoteaux seront en forme.
Légumes, fruits : tomate, haricots verts, fruits. Riches en fibres, vitamines et minéraux.
Conséquences : transit au top ! Regarde-moi ces cheveux et ces ongles brillants, et ta peau magnifique, ma chérie !
Graisses : olives noires et vinaigrette. De bonnes graisses ! Tu ne dois pas avoir peur du gras, ton cerveau en a besoin et le bon gras ne te fera pas grossir si tu n'en manges pas des quantités astronomiques !
Conséquences : tu as la patate !
Le sucre : dans les fruits, tu en as en faible quantité et de qualité, dans ce repas.
Conséquence : plaisir, pas de pic glycémique !
J'espère que tu comprends mieux maintenant pourquoi il ne faut pas tout miser sur la quantité de calories. La qualité de celles-ci est tout aussi importante ! Bien évidemment, si tu manges des aliments de

qualité mais en trop grande quantité, tu verras tout de même des kilos en trop sur ta balance.
J'espère avoir pu t'éclairer sur la question.

Que manger, quand, quelle quantité ???
Je ne vais pas te faire une liste exhaustive de tous les ingrédients. De manière générale, je te conseille de varier ton alimentation en limitant au maximum le sucre, les produits raffinés et les mauvaises graisses. Au contraire, consomme plus de fruits et légumes, de bonnes graisses, de bonnes protéines mais des féculents en petite quantité.

Personnellement, je suis végétarienne depuis plusieurs années, par choix pour les animaux et la planète et j'y ai vu de grands changements sur ma santé. Par exemple, une nette augmentation de mon énergie, plus de facilité à garder un poids stable et une amélioration de mes résultats sanguins. Cela ne regarde que moi, mais comme tu me fais confiance et que j'écris ce livre pour toi, je me dois de tout te dire sur le sujet.
En aucun cas je ne juge le choix des gens ; je pense que chacun doit faire les choses en son âme et conscience. Je suis en

accord avec mes choix et pour rien au monde je ne reviendrais en arrière.

Pense en termes de journée quand tu prépares tes repas et non pas par plat. Si tu manges déjà beaucoup de féculents au repas de midi, par exemple une petite assiette de pâtes, n'ajoute pas un muesli au petit-déjeuner et des chèvres chauds le soir ! Au contraire, si tu sais qu'à midi tu manges des pâtes, prends des œufs brouillés le matin et une salade composée le soir. Le tour est joué ! Voilà comment l'on peut manger de tout en faisant attention à sa ligne !

Les quantités : pour ce qui est des légumes, c'est à volonté ! Youpi, choux de Bruxelles... Merci, Julie ! Tu peux les assaisonner de nombreuses façons différentes, qui vont les rendre tellement gourmands ! C'est aussi une question d'habitude ! Si tu n'aimes pas les légumes, assaisonne-les bien, force-toi un petit peu au début et tu en redemanderas. Promis !
Limite au maximum le sucre (dans les desserts mais aussi le pain blanc ou les produits réalisés avec des farines raffinées). Tu dois toujours avoir des protéines à chaque repas ! Pour cela, tu as certes les produits issus des animaux mais tu peux

aussi combiner les céréales avec des légumineuses. Ainsi, tu auras des protéines complètes !

Par exemple, quand je fais une pâte à tarte, j'utilise de la farine de riz et de pois chiches ! Il y a aussi le seitan ou le tempeh, le tofu… riche en protéines et délicieux ! (Je te l'accorde, le tofu de ton supermarché est plutôt fade, je te conseille de te rendre en magasin bio, tu y découvriras des trésors cachés !)

Limite les féculents, sinon c'est un bataillon de calories qui arrivent !

Quand manger ? Quand tu as vraiment faim ! Le petit-déjeuner est quand même très important, car ton corps jeûne toute une nuit et tu le prives encore jusqu'au repas de midi, ce qui aura pour conséquence de te faire manger une grande quantité et après, c'est la baisse d'énergie assurée !

12. – Les boissons

Tu veux avoir les cheveux de Pocahontas ? Une peau de bébé ? Le corps de tes rêves ? J'ai pour toi la solution miracle que tu trouves partout ! L'eau ! Eh oui, bois beaucoup d'eau car celle-ci aide ton corps à éliminer les toxines. Ton foie sera donc en meilleure forme pour faire son travail et il deviendra ton coéquipier contre les kilos ! Je te conseille en moyenne 2 l d'eau par jour. Pense à boire même si tu n'as pas soif, car quand tu commences à avoir soif, cela signifie que ton corps est déjà légèrement déshydraté ! Personnellement, je prends un grand verre d'eau avant chaque repas, et une infusion pour le goûter, au minimum !
Tu peux aussi aromatiser ton eau avec du jus de citron, des rondelles de concombre, des fruits en morceaux... Laisse ton imagination débordante s'exprimer !
Juju, j'ai le droit au jus ? Elle était pas mal, celle-là ! Alors, je te déconseille les jus en bouteille ! Le pire, ce sont les nectars de fruits ! Riches en sucre, pauvres en vitamines, sans intérêt, quoi !
Si tu veux te faire plaisir, offre-toi ou fais-toi offrir (merci, ma maman adorée) une centrifugeuse à froid ! Tu pourras ainsi profiter de toutes les bonnes vitamines et

du plaisir d'un vrai jus frais. Astuce : ajoute un peu de cannelle dans ton jus pour ralentir la montée de sucre dans le sang. Tu peux aussi y ajouter du gingembre frais pour booster ton immunité ! (Je suis sympa quand même, je te donne de sacrés tuyaux !)
Les sodas : alors, comme tu vas t'en douter, ils sont trop riches en sucres. Et là, tu me dis « Ne t'inquiète pas, je prends du zéro calorie ! » C'est une bonne idée quand on a trop envie de sucre. (Ça m'arrive aussi, j'avoue. On a dit « pas de jugement ! ») Mais sache qu'une étude a révélé que les individus ayant bu du zéro calorie au cours d'un repas ont mangé en plus grande quantité que ceux ayant pris des sodas avec du sucre. Donc, si tu as prévu ton repas avec la bonne quantité avant, pas de problèmes !
L'alcool : tu te doutes bien que je ne vais pas te dire « fonce sur le mojito » ! Accorde-toi de temps en temps de l'alcool si tu le souhaites, en quantité limitée. (Faut vivre quand même. Une bonne coupe de champagne, ça ne se refuse pas, voyons ! Il va dire quoi papy si on refuse de goûter son eau-de-vie faite avec amour, hein ? Tu y as pensé à ça, Juju ?) Sache en revanche que, en plus d'être calorique, l'alcool bloque une

partie de l'assimilation des protéines dont on avait déjà vu l'intérêt plus haut...
Le café et le thé : ils te donneront un coup de fouet mais interdiction de les consommer en trop grande quantité, sinon tu vas passer une mauvaise nuit, Bichette !
Les infusions : fais-toi plaisir ! Attention, quand même : certaines plantes ont des effets sur notre corps bons ou moins bons...
Le lait : riche en protéines, à consommer avec modération.
Les laits végétaux : varie les plaisirs, vérifie bien qu'ils soient sans sucre ajouté et avec modération également.

13. – Se détendre

Oui, détends-toi un peu... Si tu es stressée, tu penseras à grignoter, j'ai pas raison ? L'hormone du stress, appelée cortisol, va augmenter quand tu es stressée et cela va également augmenter ton niveau de sucre dans le sang. Ce qui aura pour conséquence de te faire prendre du poids ! Je te conseille d'aller te promener, de prendre un bon bain, de faire un massage... Tu n'auras même plus besoin de culpabiliser car tu travailles indirectement contre tes poignées d'amour ! Elle est pas belle, la vie ?

14. – Le sommeil

Super Juju va enfin te dire de ne rien faire et de dormir pour perdre du poids. Je suis sûre que cette information te ravit ! Je vais t'expliquer rapidement pourquoi : le manque de sommeil ralentit ton métabolisme car, quand tu es fatiguée, tu as tendance à avoir moins d'énergie, donc à dépenser moins de calories. Cerise sur le gâteau, tu auras une augmentation de la sensation de faim, car l'hormone qui stimule l'appétit est sécrétée quand ton corps manque d'énergie. Celui-ci va en rechercher dans la nourriture. Ce n'est pas tout, l'hormone qui vient gentiment nous dire « stop, on arrête là, le repas est terminé » arrive en moins grande quantité, donc tu mangeras en plus grande quantité ! Pour éviter tout cela, direction ton lit bien douillet !

15. – Cure détox

Faire une cure de plantes détoxifiantes au printemps et à l'automne. C'est quoi, encore, cette histoire ! Personnellement, je prends sur quinze jours des ampoules d'extrait de plante comme le radis noir, le pissenlit ou encore le chardon. Pourquoi ? Car ton foie travaille beaucoup toute l'année et cela lui permettra d'être plus en forme, donc de mieux éliminer les déchets de l'organisme et de limiter le stockage de la graisse ! Un conseil : commence un drainage en même temps que tu démarres le programme, tu auras de meilleurs résultats ! Tu trouveras en pharmacie d'excellents produits.

16. – La cellulite

Petite astuce anticellulite qui ne fera pas peur à ton portemonnaie : toi non plus, tu ne démarres pas ta journée sans un bon petit café ? Alors n'en jette plus le marc ! Ajoute un peu d'huile d'olive et masse-toi quotidiennement les cuisses sous la douche avec ce mélange ! L'aspect cellulite va diminuer. L'huile d'olive nourrit la peau, qui deviendra douce comme celle d'un bébé !

17. – Grande mangeuse, petite assiette

Oui, c'est un nouveau petit dicton qui vient de sortir. C'est quoi, encore, cette histoire ? Cela peut paraître étrange mais des études ont montré que manger dans une petite assiette permettait de tromper notre cerveau, qui va avoir l'impression de manger en grande quantité. Cette astuce te permettra de réduire progressivement les quantités consommées. Et je précise quand même qu'il ne faut pas se resservir, sinon ce serait trop simple ! Cette astuce est vraiment géniale car, si tu as du poids à perdre, c'est aussi parce que tu manges trop et se retenir simplement de manger n'est pas très agréable. Si nous pouvons duper notre cerveau, lui faire croire que l'on a assez mangé, on ne va pas se priver !

18. – Aide en retour

Tu peux, je l'espère enfin, dire que tu avais connu toi aussi la souffrance d'être dans un corps qui te donne le sentiment de ne pas refléter qui tu es vraiment. Ce corps, tu l'as maltraité, détesté. Mais maintenant, tu as gagné ! Tu as le corps de tes rêves car tu n'as rien lâché ! Tu as su, je l'espère, trouver la force en toi de surmonter les obstacles qui se sont dressés entre toi et la meilleure version de toi-même. Il est maintenant de ton devoir de faire de même et d'aider une autre personne à se libérer de ses chaînes. Parle-lui de ta réussite et de ce livre, pour qu'elle aussi puisse enfin devenir la meilleure version d'elle-même ! Nous pouvons tous rendre ce monde un peu plus beau chaque jour !

Voilà, tu es enfin prête à avoir le corps de tes rêves ! Tu as toutes les clés et je sais que tu es forte et capable de réussir ce nouveau challenge ! Plus rien ne peut t'arrêter, maintenant ! Je te souhaite beaucoup de bonheur dans cette nouvelle vie ! Pour moi, ça a vraiment été comme vivre une deuxième vie. J'ai enfin pu être à l'extérieur ce que je ressentais être au plus profond de moi-même ! Donne tout à chaque instant de ta vie, ce ne sera pas toujours facile mais ça en vaut vraiment la peine !